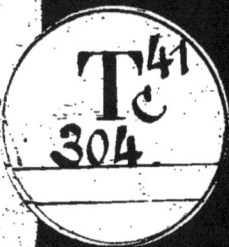

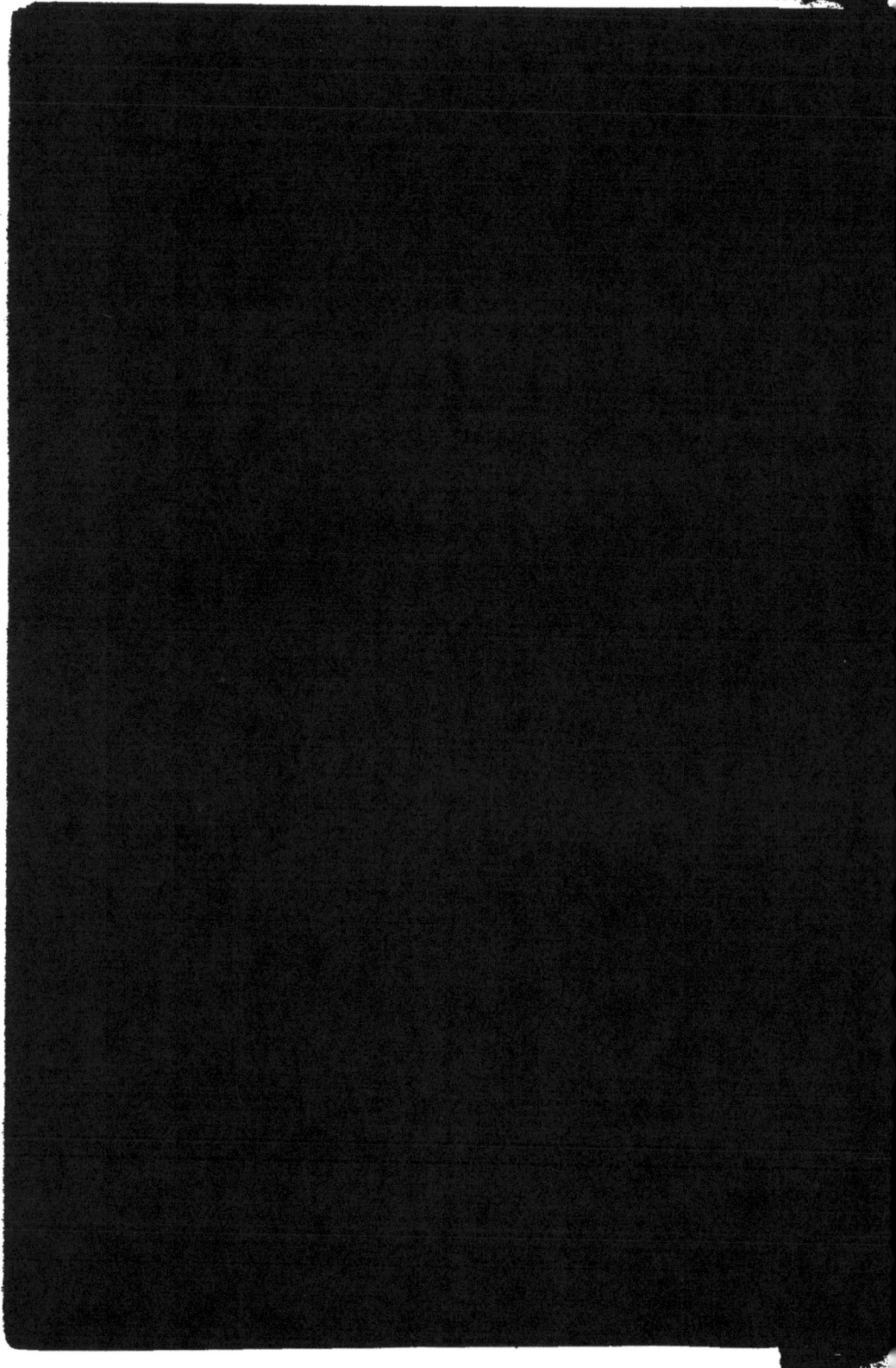

HYDROLOGIE D'AUXERRE

LES

Eaux des Fontaines publiques

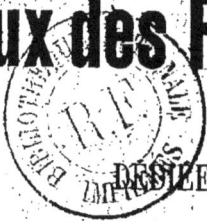

DÉDIÉE AU CONSEIL MUNICIPAL

par

L. DAILLE, Pharmacien

PREMIER LAURÉAT DE L'ÉCOLE SUPÉRIEURE DE PHARMACIE DE PARIS
PHARMACIEN EX-INTERNE DES HÔPITAUX CIVILS DE PARIS
CHIMISTE DIPLÔMÉ DE LA MONNAIE DE PARIS
MEMBRE DES SOCIÉTÉS BOTANIQUE ET GÉOLOGIQUE DE FRANCE
DOMPTEUR SCIENTIFIQUE DE L'UNIVERSITÉ DE FRANCE ET DE SES DOCTEURS
PRIX BRASSAC DE LA PHARMACIE CENTRALE
VAINQUEUR DE L'ADMINISTRATION JUDICIAIRE FRANÇAISE
VAINQUEUR DU CONSEIL DE SALUBRITÉ

SAINT-ÉTIENNE-BELLEVUE

IMPRIMERIE, LITHOGRAPHIE, PAPETERIE A. WATON

1894

L'EAU POTABLE D'AUXERRE

PRÉFACE

La ville d'Auxerre a déjà dépensé des sommes importantes pour avoir des eaux de sources dites potables ; mais elle n'a pas eu beaucoup de succès, parce qu'elle était mal dirigée par les ingénieurs, cependant très capables de construire un matériel mécanique de pompes pour la distribution des eaux dans la ville, mais tout à fait insuffisants pour aborder le problème de l'analyse chimique nécessaire à résoudre pour faire le choix d'une eau potable.

La quantité d'eau nécessaire à la ville est encore à trouver et n'a pu être déterminée par les ingénieurs ni par les conseils de salubrité.

Il en est de même des médecins, pour le choix de la qualité de ces eaux, ce qu'ils simulent de faire.

Le corps universitaire enseignant a démontré son impuissance par la conception extravagante du Panama et déjà par les entreprises délirantes du premier Empire, restaurateur de l'Inquisition.

De même qu'en province, la science ne sert pas de guide aux administrations publiques pas plus qu'à Paris. Les empiriques de l'Etat le mènent aux désastres et aux catastrophes. Les médecins trompaient, sans le savoir, la Ville et allaient engloutir dans des sondages inutiles leurs projets chimériques dans la plaine de Preuilly. Ils cherchaient de l'eau en aveugles de tous les côtés, sauf à la rivière, à laquelle ils ne songeaient pas : l'analyse de l'eau de ce cours d'eau n'ayant pu être faite par leurs professeurs d'astrologie ni par leurs prophètes.

La France en est encore au Moyen Age restauré par les Napoléon.

La rivière ne manque jamais d'eau et de très bonne qualité ; elle serait supérieure à celle de toutes les sources environnantes si tout le monde ne pouvait la souiller en y jetant toutes sortes d'immondices : c'est pourquoi il y a lieu de prendre l'eau de l'Yonne, filtrée naturellement, pour résoudre définitivement le problème hydrologique que je viens d'énoncer.

Le Conseil d'hygiène de France et le Conseil d'hygiène d'Auxerre ont été chargés, par le Conseil municipal, de vérifier la qualité de l'eau potable.

Soit que l'échantillon envoyé ait été mal pris ou changé, le résultat donné par M. G. Pouchet (1) et qu'il s'est fait payer, on ne sait pourquoi, fort cher, se rapporte uniquement à l'analyse d'un mélange d'urine et

---

(1) Professeur à la Faculté de Médecine de Paris, du Conseil d'hygiène publique et de salubrité de France, etc.

d'eau distillée fourni au Conseil d'hygiène de France par celui d'Auxerre, ainsi fort peu hygiénique, comme cette preuve le démontre sans réplique.

Situation hydrologique de la ville d'Auxerre

Il est impossible à une localité d'avoir à sa disposition une plus grande quantité et de meilleure qualité d'eau potable que la ville d'Auxerre.

La rivière est un très important cours d'eau, même pendant les sécheresses. Toutefois à cette époque de l'année, s'il n'y a pas dans la rivière assez d'eau pour la navigation, surtout dans les années sèches, la rivière est toujours plus que suffisante, s'il le fallait à la rigueur, pour alimenter la ville d'eau potable de première qualité, ainsi que l'attestent les nombreux résultats que j'ai réunis dans un tableau.

Au lieu de faire des dépenses de dérivation, on peut prendre l'eau de la rivière, ce qu'ignorent les ingénieurs chargés de la construction de l'usine ou de ses machines.

L'eau de Vallan peut être employée seule et, si elle devient insuffisante et qu'on soit obligé d'employer l'eau de la rivière, on peut ne la capter que lorsqu'il n'y en a pas assez d'autre.

N'oublions pas que l'eau de la Turbine ou de Vallan et de Preuilly, c'est la même.

Celui qui veut se rendre compte de la disposition des terrains que la rivière arrose, en amont de la ville d'Auxerre au sud, devra se transporter entre les deux routes de Courson et de Chevannes, dans les carrières qui sont à la bifurcation de ces deux routes au faubourg Saint-Amatre. Il y verra en place régulière les mêmes terrains que franchit et recouvre le cours de l'Yonne avant de pénétrer dans la ville au pont d'Auxerre, actuellement pont du milieu.

La rivière a enlevé toute la partie supérieure disloquée du portlandien (époque géologique jurassique). C'est là que se trouve la jonction des deux époques géologiques crétacée et jurassique.

La rivière coule, en amont d'Auxerre, sur le fond du dernier étage jurassique, que les géologues désignent sous le nom : portlandien.

Ce fond est d'une solidité considérable ; mais les eaux en ont enlevé toute la partie supérieure. Disloqué, cet étage géologique se reconnaît à son fossile caractéristique *ammonites giganteus* qu'on y voit déposé dans les carrières régulièrement et horizontalement.

La solidité de cet étage est très variée ; si le fond est d'une dureté à toute épreuve, le dessus est tout disloqué, et lorsque l'eau tombe du néocomien, étage de la craie qui est au-dessus et filtre dans la partie disloquée du portlandien, l'eau arrive ainsi, au fond de l'étage portlandien dans cette partie de la vallée, au niveau de l'Yonne.

C'est pourquoi la rivière de Vallan est si maigre dans presque tout son cours.

Si l'on examine ces deux cours d'eau pour faire un choix destiné à l'alimentation publique, c'est l'eau de l'Yonne qui doit être préférée, selon l'analyse chimique dont nous donnons les résultats : l'eau de l'Yonne n'ayant que 0 gr. 125 de résidu, celle de Vallan 0 gr. 225 de résidu sec et 0,321 hydraté.

En arrivant à Saint-Amatre, la rivière de Vallan s'étale sur environ deux kilomètres, où elle est recueillie au Bâtardeau. Cette eau est montée dans un réservoir de la ville supérieure et de là distribuée à tous les quartiers et même sur la rive droite de l'Yonne, où s'élève la nouvelle ville construite aux abords de la gare du chemin de fer.

La rivière de Vallan a deux grands défauts. Le premier, c'est qu'elle n'est pas assez puissante pour alimenter toute la ville. Le deuxième, c'est qu'elle ne vaut pas l'eau de la rivière de l'Yonne.

Quoique celle-ci soit exposée à recevoir tous les détritus, son cours étant naturellement accessible, il en résulte un problème à résoudre.

La question doit être ainsi posée : 1º Avoir autant d'eau qu'il est besoin ; 2º l'avoir de première qualité.

Pour atteindre ce double résultat, il faut prendre l'eau de la rivière filtrée à travers le chemin du halage et réunir l'eau de Vallan pour former avec leurs cours la quantité nécessaire à l'alimentation de la ville, quel que soit le développement que prenne la population.

Il faut prolonger ce canal le long de celui du Nivernais, aussi loin dans le sud qu'il sera utile, pour prendre à la rivière toute l'eau dont on peut avoir besoin en tout temps, la rivière étant d'un côté du chemin du halage et la captation de l'autre.

Progrès de la Science

C'est au commencement de la deuxième moitié du XIXe siècle que Louis Pasteur, le Comtois, est parvenu à compléter l'analyse de l'air, commencée par Lavoisier en 1772, sous la direction de son maître, le pharmacien Rouelle aîné, professeur au Jardin-des-Plantes à Paris. En même temps le pasteur protestant anglais Priestley découvrait, comme Lavoisier, l'oxygène de l'air ; puis le pharmacien suédois Scheele, sous l'influence du doute qui avait, en 1519, attaqué les vieilles croyances absurdes autant que divines, sous le grand effort du moine protestant, l'immortel Martin Luther.

Louis Pasteur, en achevant l'analyse de l'air, a donné l'explication de tous les phénomènes morbides et biologiques, en démontrant ainsi que l'Etre suprême n'est qu'un fantôme imaginaire créé par les éternels exploiteurs de la crédulité stupide du genre humain : jusqu'ici les médecins et les prêtres invoquant la même ignorance pour dominer la bête humaine.

Pasteur, en examinant au microscope, à la faveur surtout des progrès de la construction de cet instrument de l'achromatisme pour se rendre compte de l'importance des poussières qui flottent dans l'air, a établi que les corpuscules sont la cause des épidémies et des maladies, ce que n'avaient jamais pu découvrir les médecins, ces discoureurs qui prétendent, sans jamais guérir, prolonger la vie humaine.

C'est en 1862 que Louis Pasteur a affirmé ses découvertes, dans le premier cahier des Annales de Chimie et de Physique, en ces termes :

« Je crois qu'il y aurait un grand intérêt à multiplier sur ce sujet et
« à comparer dans un même lieu, avec les saisons dans les lieux différents à une même époque, les corpuscules organisés disséminés dans
« l'atmosphère. Il semble que les phénomènes de contagion morbide,
« surtout aux époques où sévissent des maladies épidémiques, gagneraient des travaux poursuivis dans cette direction. »

Voilà cette lumière.

La science n'a donc pas de limites, tandis que Dieu est imaginaire devant elle.

Pasteur a démontré :

1° Que l'air contient les causes des maladies qui font périr les hommes avant l'âge ;

2° Que l'eau ne sert jamais de véhicule aux maladies, quoi qu'en disent les médecins ; que les eaux de sources ne contiennent jamais les corpuscules, germes des maladies, pas même celles de Pierrefonds (Brouardel).

Nous allons citer le passage de Pasteur et Chamberland, à la page 3 de leurs publications, n° 4 :

« Les eaux prises aux sources mêmes qui sortent de l'intérieur de la
« terre, que ni les poussières de l'atmosphère ou de la surface du sol,
« ni les eaux circulant à découvert n'ont encore souillées, ne renferment pas traces de bactéries. »

Voilà les eaux que je conseille pour l'alimentation directe et dont je veux parler ; les eaux des fontaines publiques d'Auxerre sont dans ces conditions avantageuses.

Il est bien entendu ainsi qu'aucune confusion n'est possible.

Après ces citations et ces preuves, nous allons indiquer l'enseignement que nous devons en tirer pour l'utilité publique.

Des analyses des eaux de la ville d'Auxerre

Jusqu'ici, à notre connaissance, aucun chimiste, sauf Bouchardat, n'a abordé les essais des eaux potables de la région.

On avait prétendu que le Conseil d'hygiène de Paris avait été chargé par la Municipalité d'accomplir ce travail.

Il n'y a de certain dans cette affaire ou document que l'argent versé inutilement par la Ville, en 1893 ou 1894, aux hâbleurs des prétendus Conseils d'hygiène — très malsains — notamment celui de Paris.

J'ai dû publier cette notice et les essais qui remontent déjà à 1863 et 1864, puisque le Conseil municipal n'avait besoin de verser de l'argent à personne pour acheter ce que j'avais donné.

Quoique ces eaux potables aient prouvé leur valeur de temps immémorial par l'expérience pratique des siècles, l'eau de la Turbine est d'un usage excellent. Les médecins ont prouvé une fois de plus leur impuissance à faire un tel travail.

Et en même temps, pour éclairer les personnes chargées d'augmenter le débit des eaux potables, devenu insuffisant par suite des concessions nombreuses délivrées aux habitants, la Ville trouverait, s'il était besoin, dans l'eau de la rivière de l'Yonne une eau potable de première qualité, telle qu'aucun pays ne peut en avoir de supérieure, même si on la puisait directement dans la rivière pour la livrer à la consommation publique.

L'analyse chimique et micrographique nous en donne la preuve matérielle incontestable.

On voit que l'opinion des docteurs en médecine n'a pas la moindre valeur ni exactitude et, en outre, que c'est surtout le Conseil d'hygiène de France, siégeant à Paris, qui a l'opinion la plus fausse et la plus incroyable sur ces eaux dont il n'a pu donner l'analyse chimique. La Ville ne pouvait plus mal faire en s'adressant à M. Pouchet, dont le témoignage est cru par les tribunaux.

Et si elle avait eu besoin de se renseigner, elle avait M. Girard qui a été précisément chargé, par la ville de Paris, de faire des analyses pour toutes les municipalités, après qu'il a été si longtemps constaté les erreurs des médecins et des Conseils d'hygiène en France et l'insuffisance de l'instruction universitaire.

Le Laboratoire de contrôle a été annexé à la Préfecture de police de Paris pour rectifier ces erreurs. Le Conseil municipal d'Auxerre devait consulter M. Girard, ce qui n'aurait rien coûté aux contribuables. C'est la preuve, aussi forte que la campagne de 1870, que l'Université est une colossale fabrique de fruits secs. Un Conseil d'hygiène de France qui est chargé de faire une analyse d'une eau calcaire potable, à peu près composée de carbonate de chaux seulement, et qui n'en trouve pas trace !

C'est un comble ; c'est le bouquet comme le certificat d'imbécillité de notre corps enseignant : telle est la valeur des diplômes universitaires. C'est la constatation que la loi ne devrait jamais admettre comme témoin un docteur en médecine, même à titre de renseignements, puisque ceux qu'il donne sont généralement faux (1).

Ils ne savent pas que la respiration entraîne dans la bouche, la gorge, les fosses nasales, les poumons, tous les corpuscules de l'atmosphère qui flottent dans l'air et donnent aux constitutions faibles toutes les maladies dont les germes sont ainsi respirés. Ils ne connaissent donc pas l'anatomie ni la physiologie, ces charlatans dont la vie ne se passe qu'à faire étalage de grands mots qui cachent la nullité de l'enseignement des écoles nationales.

---

(1) Selon les articles 43 et 44 du Code d'instruction criminelle.

Ils ne savent même pas que ces corpuscules sont, en général, entraînés par les aliments, sans quoi la bouche serait un foyer d'infection et de putréfaction.

Si les corpuscules de l'air sont réunis dans la bouche et le tube digestif, comment se fait-il donc que les médecins, ces éternels utopistes, ne savent ni la physiologie, ni l'anatomie, et qu'ils divaguent au lieu de guérir les maladies, ce qui est le moindre de leurs soucis ?

Du Choléra et de la Fièvre typhoïde

On a vu encore tout dernièrement (1892), tous les médecins réunis à Hambourg, sur l'Elbe, armés de microscopes, chercher à guérir le choléra au moyen des astringents, sans parvenir jamais à sauver un seul malade.

Cependant le microscope démontre la présence dans l'intestin d'un ferment qui provoque la sécrétion d'un poison rapidement mortel (ptomaïne).

Au lieu d'évacuer par des drastiques la cause de la mort, ils la concentrent dans l'intestin par des astringents ! De sorte que le moyen de guérir le choléra trouvé par la science rencontre, dans l'inexpérience des médecins, un obstacle invincible à la guérison de ces maladies terribles.

Brown-Sequard, membre de l'Institut (Académie des sciences), nous a donné un échantillon de l'ignorance médicale en rajeunissant les arcanes de la sperniole antique des vieux Codex. Cependant la science, malgré les médecins, découvrait les médicaments, ce qu'ils n'ont jamais pu réaliser. Aujourd'hui que les remèdes sont découverts, les guérisseurs ont obtenu du fameux brigand Napoléon Ier la défense pour quiconque de faire le commerce des médicaments.

Dernièrement encore, les peines ont été très aggravées pour ceux qui feraient de la médecine, fruit des découvertes des pharmaciens. C'est pourquoi la population de la France reste stationnaire et la vie des habitants à la merci des Facultés de médecine dans lesquelles se conservent l'ignorance et l'impuissance des guérisseurs de l'Etat.

Et cependant jamais les médecins n'ont pu découvrir un seul remède. C'est pourquoi ils ont obtenu du législateur la défense aux auteurs de ces découvertes d'avoir le droit de les vendre sans la permission des docteurs en médecine.

A la merci des empiriques des Facultés, la nation superstitieuse est destinée à périr ; elle demeure ainsi stationnaire et s'étiole en perdant aussi son territoire géographique par suite de la mortalité de ses habitants plus considérable que chez les autres peuples.

De l'hygiène des Médecins à la caserne d'Auxerre

Après le choléra, la fièvre typhoïde fait des ravages surtout dans les populations trop concentrées ou réunies dans des habitations mal aérées, dites casernes.

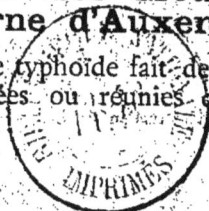

L'épidémie de fièvre typhoïde qui a ravagé la caserne d'Auxerre, puis la ville, a fait accuser l'eau potable par les médecins d'être la cause du fléau.

Selon leur ignorance ordinaire, ils n'ont pas manqué de faire chorus, d'accuser l'eau, tandis que c'était bien les Conseils d'hygiène qui sont la cause de ces maladies.

S'il fait, l'hiver, de très grands froids, l'air n'est pas renouvelé pendant la nuit, les portes et fenêtres étant fermées. L'infection est rapide ; le développement, la multiplication des germes typhiques provoque l'infection des soldats.

Les constructeurs de la caserne d'infanterie, mal dirigés par le Conseil de santé militaire et les Conseils d'hygiène ignorants, n'ont pas construit de ventilateurs, et la nuit l'air n'est pas changé ni renouvelé dans les grand froids.

Les chambrées de vingt-quatre lits sont des foyers d'infection et de putréfaction, surtout dans les longues nuits de l'hiver ; il n'y est pas fait de feu.

Les organismes infectieux y empestent les soldats bien préparés à recevoir les maladies par une alimentation insuffisante qui ne renouvelle pas les matières en fermentation dans le tube digestif, préparent les soldats à être atteints par les corpuscules, germes des maladies épidémiques.

De la rivière de l'Yonne

La rivière de Vallan se jette dans l'Yonne en deux endroits différents :

1º La rivière superficielle, près du pont d'Auxerre ancien ;

2º La rivière souterraine, à l'Arbre-Sec, au Poncelot et par la gravière qui est à deux ou trois mètres de profondeur dans le cours même de l'Yonne.

Cette deuxième rivière a été captée pour l'amener à la Turbine par le Bâtardeau, d'où cette eau est montée dans la ville.

Il y a donc un passage par-dessous le chemin du halage par la gravière ; de sorte que l'eau de l'Yonne peut être captée par un canal qui viendrait la prendre dans cette gravière de communication souterraine pour la mener à l'usine, pour être montée dans la ville par les machines.

D'où il résulte deux canaux : un artificiel, existant pour recueillir l'eau de Vallan ; l'autre naturel ou gravière, profond de quatre à cinq mètres et amenant l'eau de l'Yonne filtrée par cette gravière, par laquelle la rivière de Vallan se jetait autrefois dans l'Yonne avant qu'elle fût captée par les travaux de l'ingénieur Remise.

Ainsi l'eau de l'Yonne, passant par la gravière souterraine, sera recueillie par un canal intermédiaire entre le chemin du halage et le canal qui existe actuellement, amenant l'eau de Vallan à la Turbine, soit un de plus que celui existant et qui enlève l'eau de Vallan.

Celui à construire servira à capter l'eau de l'Yonne filtrée par les sables par lesquels passait la rivière de Vallan avant de se perdre dans l'Yonne autrefois, avant d'être captée.

Pour la différence des niveaux, lorsque la rivière sera descendue par suite du chômage de la navigation, ce sera par un tube plus long à la Turbine que l'eau sera puisée dans le canal intermédiaire entre l'Yonne et le canal actuel.

Le nouveau canal aura ainsi une profondeur suffisante pour recueillir l'eau de l'Yonne au-dessous du niveau en temps du chômage du canal du Nivernais.

Résultats numériques

Toutes ces eaux sont alcalines par la présence des sels ammoniacaux qui servent à la fertilisation des terres par la nature, puis à la présence de l'acide carbonique qui constitue le transport du carbone, de l'hydrate de carbone $C^{12} H^{10} O^{10}$ dans la cellule des végétaux en cristal hexagonal. C'est là l'origine des végétaux et des animaux à la surface du globe.

L'analyse a pour but de donner les quantités de matières terreuses que l'eau météorologique emprunte au sol pour servir à l'alimentation des animaux et des végétaux ou fournir la vie atmosphérique.

Il n'y a donc que deux courants locaux d'eau potable importants :
1o L'eau de Vallan ; 2o l'eau de l'Yonne.

C'est pourquoi nous donnons l'analyse de ces deux artères principales nécessaires à l'alimentation publique.

Eau de Vallan

Gaz en dissolution dans l'eau, 1 litre à 0^m76 de pression à 20° de température.

Azote en volume	0,040cc
Oxygène	0,015cc
Acide carbonique	0,070cc
Gaz en dissolution	125cc

Eau combinée et sels ammoniacaux volatils, 0,0960.

Matières fixes :

Silice	0,00506
Alumine	0,00067
Carbonate de fer	0,00394
Matières organiques	0,00731
Carbonate de chaux	0,14867
Sulfate de chaux	0,01432
Chlorure de calcium	0,02338
— de magnésium	0,00355
— de sodium	0,01810
TOTAL DES MATIÈRES FIXES	0,22500
Sels ammoniacaux et eau combinée	0,09600
POIDS TOTAL	0,32100

Eau de la rivière de l'Yonne

(Auxerre-Sud à l'Arbre-Sec)

Acide carbonique...................................... 0,014
Azote.. 0,006
Oxygène.. 0,001

Résidu calciné, 0,12535.

Carbonate de chaux..................................... 0,0973
— de magnésie.. 0,0014
Sulfate de chaux....................................... 0,0040
— de magnésie.. 0,0022
Chlorure de sodium..................................... 0,0080
Oxyde de fer... 0,0034
Silice... 0,0072
Sulfate de potasse..................................... 0,0018
Alumine (traces)....................................... »   »

TOTAL.............................. 0,1253

Analyses des sources de la rive gauche de l'Yonne amont du pont d'Auxerre

Borne-fontaine de la maison Barat...................... 0,320
Source Sainte-Geneviève................................ 0,250
— Saint-Siméon....................................... 0,339
Rue Saint-Pellerin..................................... 0,595
Usine Guillet.. 0,380
— Jaquelin... 0,305
Fabrique de parquets................................... 0,350
Rû de Vallan, au viaduc................................ 0,248
Piédaloue, sondage municipal........................... 0,321
Montardoin (source).................................... 0,428
Turbine municipale..................................... 0,321
Rivière de l'Yonne à l'Arbre-Sec....................... 0,125
Commune de Vaux, fontaine publique..................... 0,1795
— source Nourielle................................... 0,2349

Sources de la rive droite de l'Yonne

Etang d'Augy.................................... 0,300
Source de Saint-Bris-Chitry................... 0,355
Auxerre, Sainte-Anastasie ou Sainte-Nitasse.... 0,233
Eau de Bazarnes............................... 0,250

Hydrologie comparée

Eau de la Vanne............................... 0,257
La Dhuis, avant Paris......................... 0,259
Canalisation de la Dhuis...................... 0,291
La Marne à Saint-Maur......................... 0,300
Canal de la Villette.......................... 0,325
La Seine à Ivry............................... 0,250
 — au pont d'Austerlitz....................... 0,255
 — à Chaillot................................. 0,273
Puits de Grenelle............................. 0,143
La Loire...................................... 0,142
 — à Orléans.................................. 0,1346
La Garonne.................................... 0,1367
Le Rhône...................................... 0,184
Le Rhin....................................... 0,1711
La Tamise, pont de Londres.................... 0,391
Arlay (Jura), source de la Doye............... 0,300
Fontaine de Chaze (mauvaise).................. 0,285
Rome, source Paola, la plus pure de la Ville
 éternelle................................... 0,14
Eau potable de Quérétaro...................... 0,2622
Rivière d'Orizaba (Mexique)................... 0,12
Eau de Villeneuve-Saint-Salves, près Auxerre,
 Daille...................................... 0,088
Eau de Wiesbaden, Frésenius................... 0,094
Limons de l'Yonne secs, matière organique, ré-
 sidu fixe................................... 0,214

Les eaux potables, dont le résidu de un litre est au-dessous de 0,10 centigrammes, sont fort rares.

J'aurais pu mettre 5 centigrammes comme limite extrême, qui serait certes préférable à 10 centigrammes.

———

Règle pour le choix d'une eau potable

Il faut qu'elle n'ait ni goût, ni odeur, une saveur très légère, et que le poids de son résidu de un litre évaporé à siccité 100°c, ne dépasse pas $\frac{1}{2}$ gramme, et que ce résidu se rapproche le plus possible de dix centigrammes.

Les sondages des Médecins. — Conseils de salubrité.

En remontant la rivière de l'Yonne, par la rive gauche, à partir de la ville, les ingénieurs recherchaient avec les médecins de l'eau potable et procédaient à ces investigations dans la plaine voisine.

Ils pratiquaient des sondages nombreux alors qu'ils étaient absolument inutiles, puisque les sablières en exploitation constituent autant de sondages qui rendent ceux de la municipalité inutiles et conduisent aux mêmes résultats que les prétendues recherches des hypothétiques Conseils de salubrité et d'hygiène.

Les travaux dirigés par les administrations publiques ne produisaient absolument rien qu'une dépense d'argent perdu.

Il a fallu revenir à mes observations remontant déjà à trente ans, et tous les agents officiels attestaient ainsi leur incroyable impotence : ce qui est bien la constatation la plus palpable de l'imprévoyance de nos législateurs antiques à l'investiture qu'ils avaient reçue de Dieu créateur et père des peuples.

Vous croyez que les médecins et les fonctionnaires vont aller chercher de l'eau à la rivière ?

Il faudrait avoir du bon sens ; mais nos grands Lamas, nos Indous administratifs creusaient des sablières où il y avait déjà des sondages.

C'est en cherchant de l'eau à la rivière, sous la surveillance des administrations publiques, que les employés de la ville ont enfin trouvé sans le savoir, l'eau de Vallan à son embouchure dans l'Yonne, quoique la simple inspection du terrain démontre et fasse voir que la rivière ou le ruisseau de Vallan se jette dans l'Yonne, selon la mention qui est faite sur la carte d'état-major.

De sorte que les employés, sous la direction des médecins, ont absolument perdu l'argent de la ville et leur temps. Le Comité d'hygiène et de salubrité a fait four complet, comme les médecins militaires dans la construction de la caserne neuve.

En comparant dans le tableau des résultats numériques, nous avons obtenu, non point en creusant la terre, mais en procédant à l'analyse des eaux de sources, nous avons résolu le problème. C'est dans ces tableaux que se trouve la preuve de la supériorité de l'eau de la rivière de l'Yonne.

Il suffit donc d'être docteur en médecine pour être incapable de faire une analyse chimique.

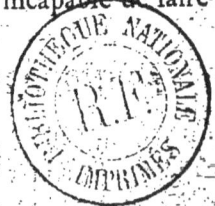

315

Saint-Etienne. — Imprimerie-Papeterie et Lithographie A. WATON.

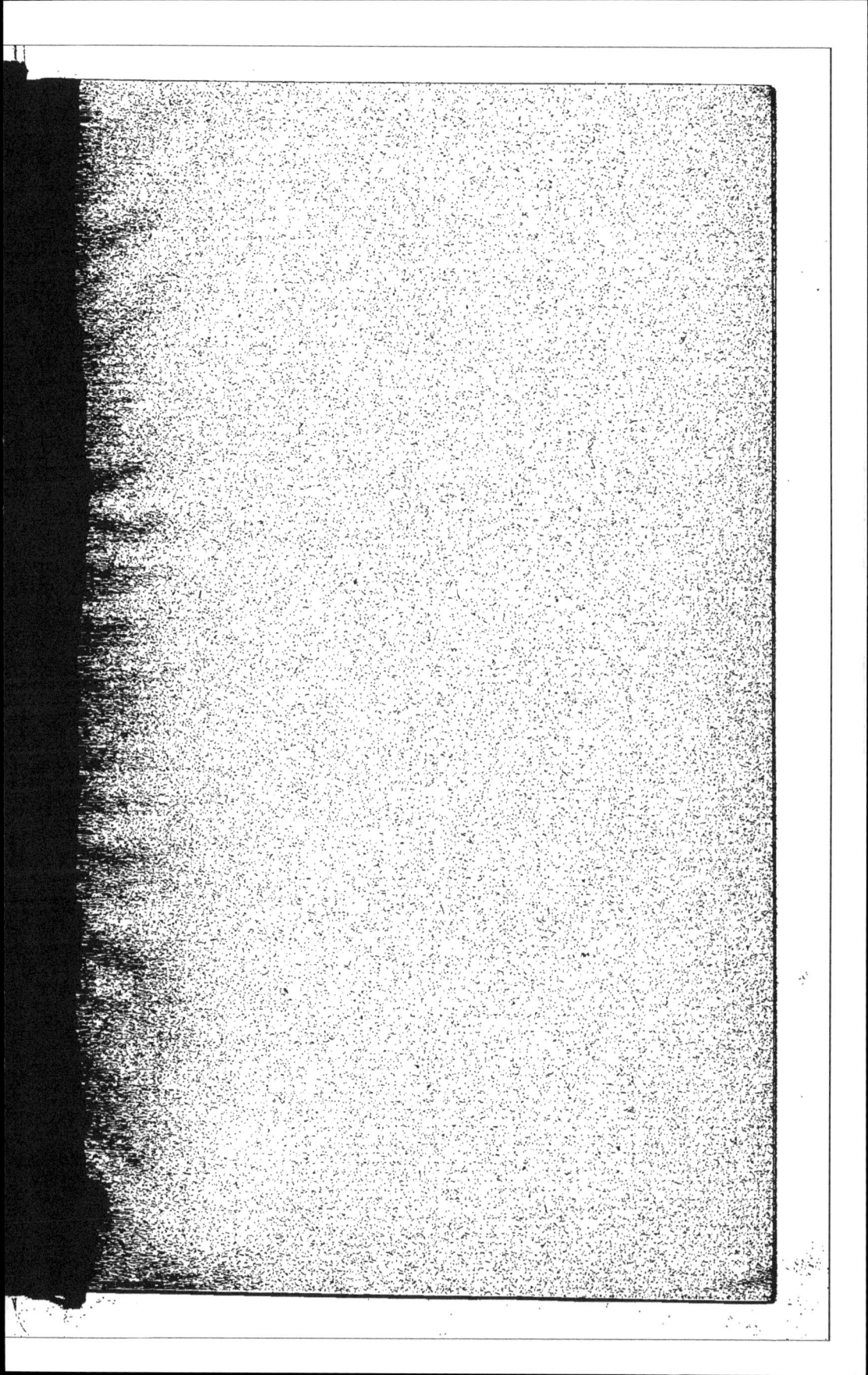

www.ingramcontent.com/pod-product-compliance
Lightning Source LLC
Chambersburg PA
CBHW050432210326

41520CB00019B/5889